WUNDERBARE
WICKEL

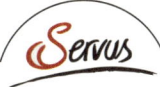

Das kleine Buch

Evelin Habicher

WUNDERBARE
WICKEL

Alte Hausmittel neu entdecken

Inhalt

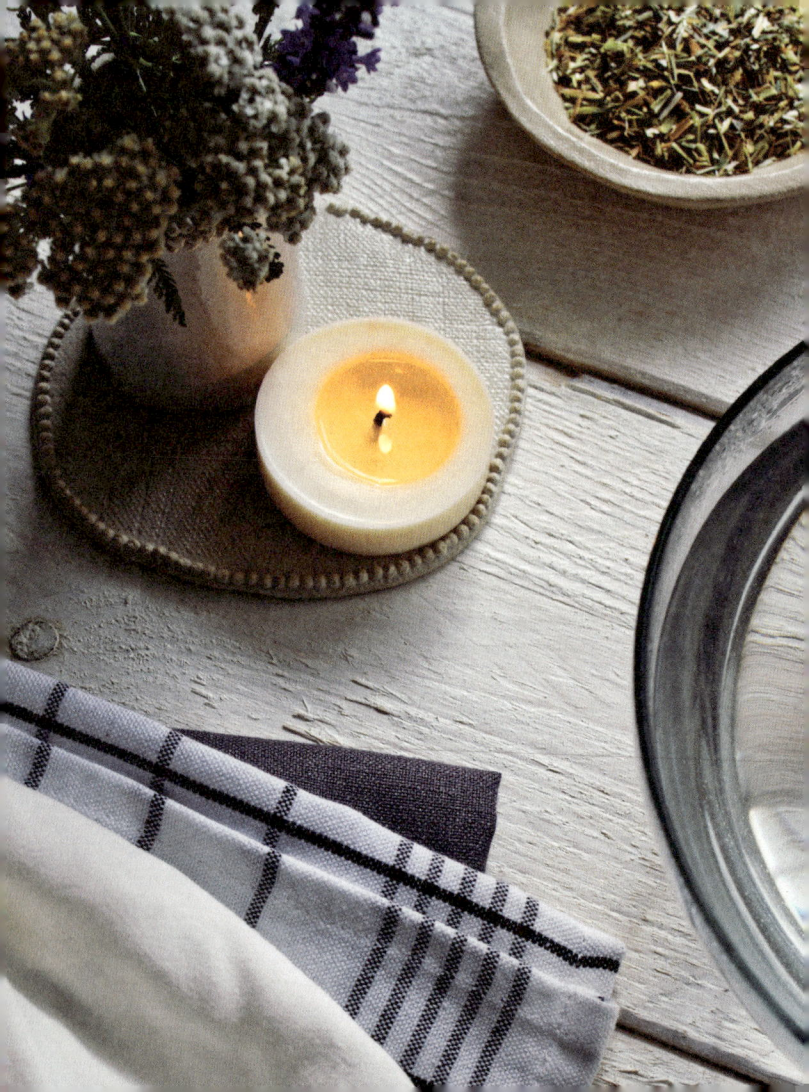

Vorwort

Die Sehnsucht nach altem Wissen geht einher mit dem Wunsch, es praktisch anzuwenden. Jeder, der sich für Hausmittel interessiert, möchte sie auch ausprobieren. Ich selbst bin seit Jahren auf der Suche nach traditionellen Wickeln und Kompressen. Als Krankenschwester, Wickelfachfrau, Mutter und Großmutter habe ich vieles ausprobiert und weiterentwickelt. In diesem Buch versuche ich, die wichtigsten Rezepte aus meinem Erfahrungsschatz festzuhalten, für Wickelanfänger oder für an traditionellen Wickeln interessierte Wickelroutiniers verständlich aufzubereiten. Ich möchte Sie ermutigen, mit Lebensmitteln und Materialien aus Ihrer eigenen Region aktiv Ihren Körper zu unterstützen. Sie können einiges tun, um Heilungsprozesse zu beschleunigen bzw. erst gar nicht richtig krank zu werden. Probieren Sie die altbewährten Rezepte aus und hören Sie dabei auf Ihr Bauchgefühl! Sicher werden auch bei Ihnen die hier beschriebenen Wickel und Kompressen Wirkung zeigen und Ihre Beschwerden lindern.

Ihre Evelin Habicher

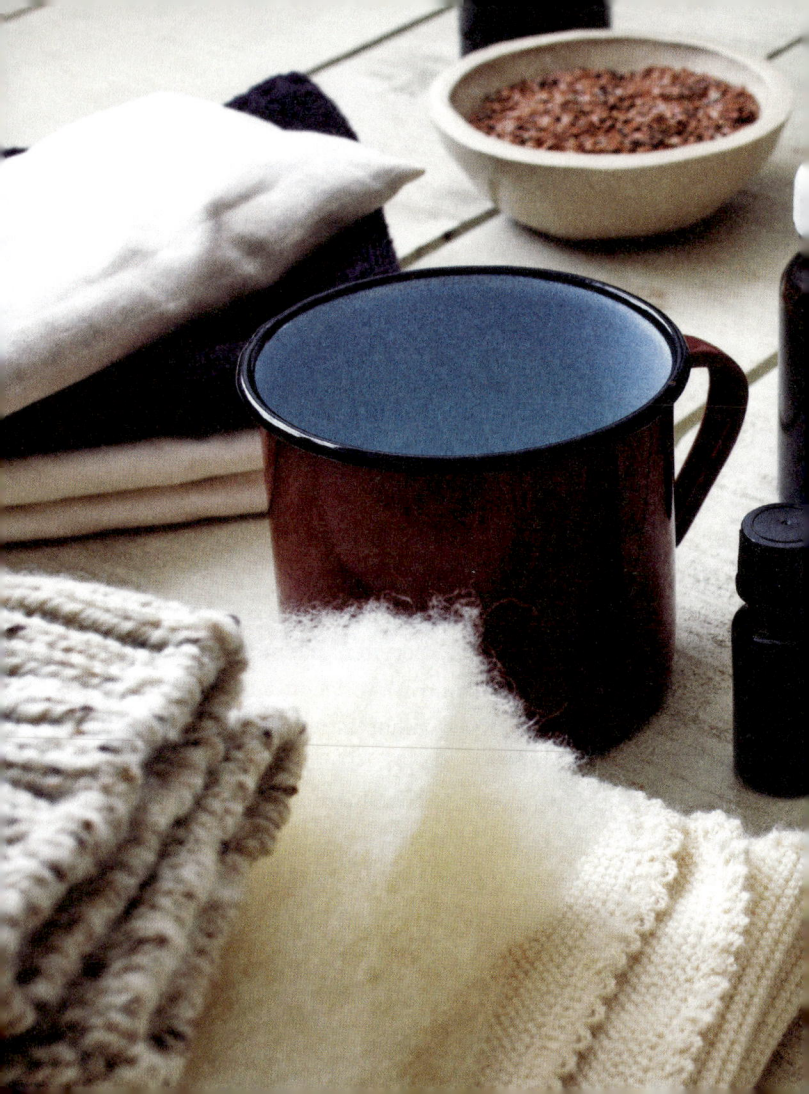

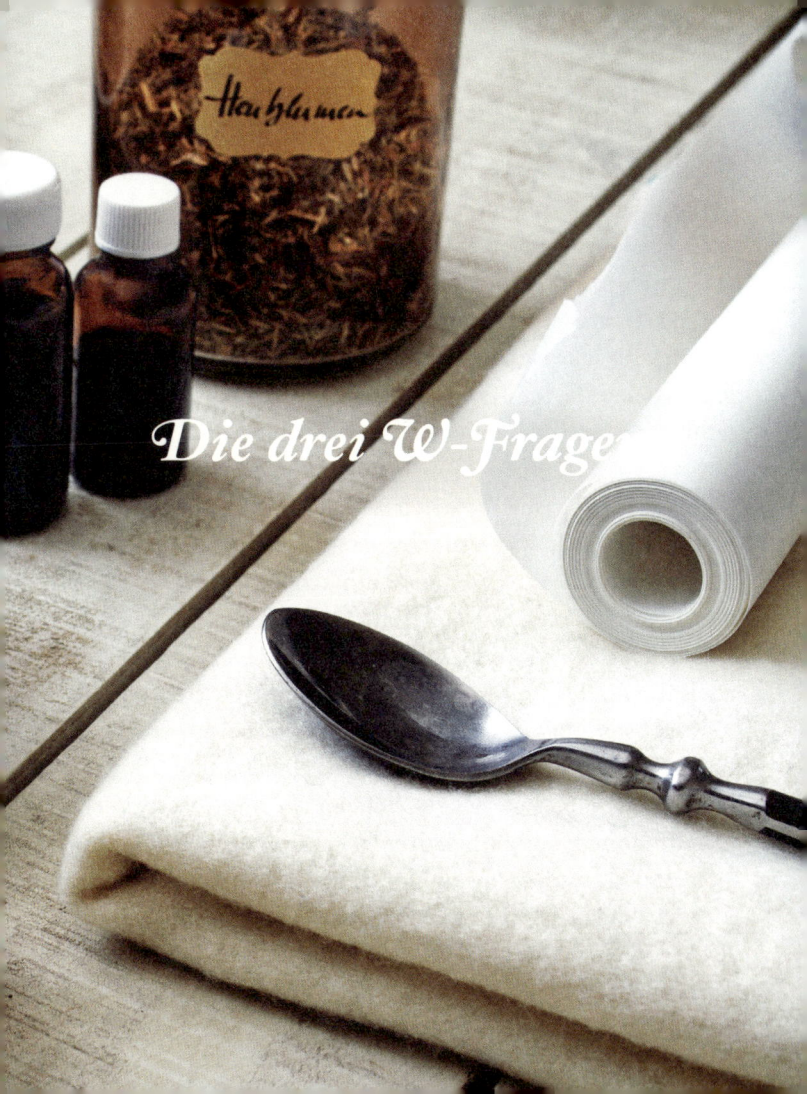

Die drei W-Fragen

Was sind Wickel und Kompressen?

Wickel und Kompressen gehören zur Gruppe der naturheil-kundlichen oder komplementären Maßnahmen. Sie haben als sog. Hausmittel eine lange Tradition. Dieses Erfahrungs-wissen wurde mündlich von Frau zu Frau weitergegeben und ist bis heute erhalten geblieben. Nachdem Wickel und Kompressen zwischenzeitlich als unmodern galten, sind sie nun wieder fester Bestandteil der professionellen Pflege und erfreuen sich zunehmender Beliebtheit.

Wickel ist aber nicht gleich Wickel. Umgangssprachlich wird der Begriff *Wickel* als Sammelbegriff für verschiedene Anwendungen verwendet. Der Einfachheit halber wird hier der Begriff *Wickel* stellvertretend für Wickel und Kompres-sen (auch Umschlag oder Auflage) benützt. Der Unterschied zwischen beiden ergibt sich aus den Auflagearten des In-nentuchs: Beim klassischen Wickel wird das Innentuch zir-kulär um die Auflagestelle (bei den Wickelbeschreibungen abgekürzt mit A) gewickelt. Bei einer Kompresse bedeckt das Innentuch nur die betroffene Stelle. Weiters wird unter-schieden nach der Anwendungsform, der Temperatur oder der jeweiligen Wirksubstanz. Wickel werden oft nach der Körperregion bzw. den Organen, bei denen sie aufgelegt werden, benannt.

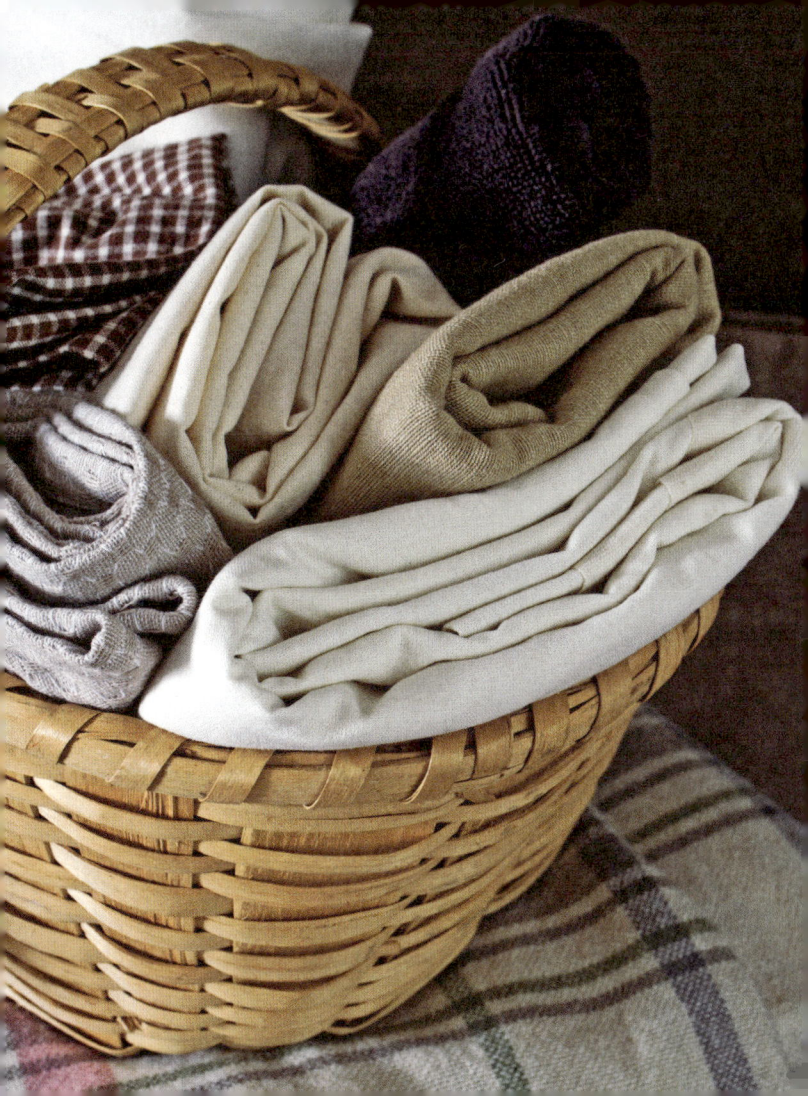

Was bewirken Wickel?

Wickel wirken auf körperlicher, seelischer und emotionaler Ebene. Sie beeinflussen die Durchblutung und das vegetative Nervensystem, über das unser Körper viele Funktionen steuert. Wickel geben außerdem einen sanften Anstoß zur Immunstärkung und Selbstheilung. Sie eignen sich zur Linderung von akuten und chronischen Beschwerden und können schulmedizinische Maßnahmen wirkungsvoll unterstützen. Wickel und Kompressen vermitteln Geborgenheit und Wohlgefühl – sie lassen einen zur Ruhe kommen. Wichtig dabei ist nur, sich Zeit zu nehmen!

Wer sollte wickeln?

Mit einem Wickel setzen Sie einen Reiz. Je weiter dieser von der eigenen Körpertemperatur entfernt ist, desto größer ist er. Zugleich steigt die Belastung für den Körper. Heiße, kalte oder hautreizende Wickel eignen sich eher für Erwachsene und Kinder ab ca. 6 Jahren. Temperierte Wickel wirken sanfter und können bei fast allen Personen angewendet werden. Vorsicht walten lassen sollten Sie bei alten oder geschwächten Personen, Menschen, die sich nicht äußern können, sowie bei Kleinkindern und Babys. Bessern sich ihre Beschwerden nach ein oder zwei Tagen nicht deutlich, ist ein Arztbesuch unerlässlich!

Wickelmaterial

Unsere Vorfahren waren kreativ, wenn es um die Linderung von Beschwerden und die Heilung von Krankheiten ging. Was im oder rund ums Haus zur Verfügung stand, wurde für jegliche Beschwerden genutzt. Die meisten Zutaten finden sich in jedem Haushalt, wie Zwiebeln, Polenta oder Erdäpfel. Alles, was nicht ohnehin im Haus zu finden ist, bekommen Sie in der Apotheke, im Reformhaus oder Bioladen. Sie sollten großen Wert auf gute Qualität der Lebensmittel legen – Ihrer Gesundheit und auch der Umwelt zuliebe.

Das Wickelzubehör

Wickel bestehen meist aus einem Innen- und einem Außentuch, das an der jeweiligen Auflagestelle möglichst faltenfrei platziert wird. Oftmals wird statt des Außentuchs ein Kleidungsstück zur Fixierung verwendet. Wickeltücher sollen aus natürlichen Fasern wie Baumwolle, Leinen, Molton oder Wolle hergestellt sein. Sie können dafür auch Stirnbänder,

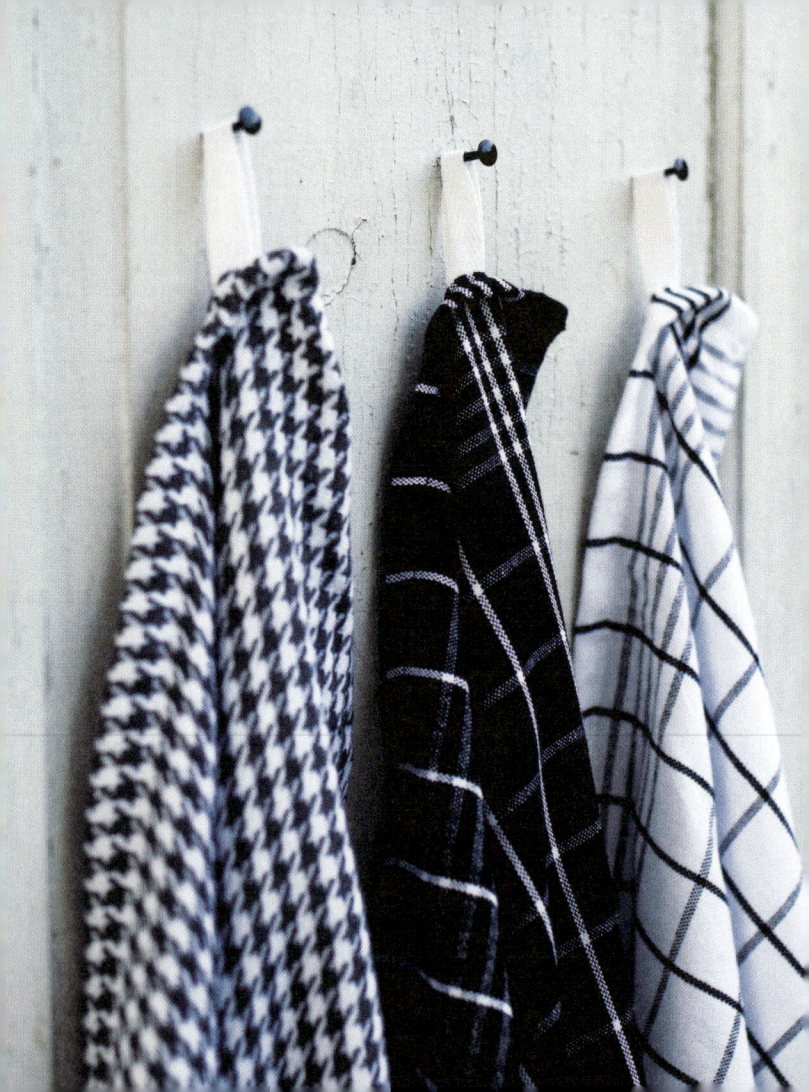

Waschlappen, Wollschals, Socken, Stoffwindeln oder Geschirr- bzw. Leinenhandtücher verwenden.

Innentücher aus Baumwolle oder Leinen werden je nach Dicke mehrmals zusammengelegt verwendet und an die Auflagestelle angepasst. Sehr gut eignen sich Geschirrtücher oder Stoffwindeln.

Außentücher aus Wolle oder Molton speichern bei heißen und temperierten Wickeln die Temperatur. Für das bestmögliche Ergebnis sollte das Außentuch 1½ mal um die betroffene Körperstelle gewickelt werden können und in der Breite das Innentuch um 3–4 cm überlappen. Für einen Brust- oder Bauchwickel sind das bei einem Erwachsenen mind. 35 x 140 cm. Geeignet sind auch Schultertücher oder Schals aus Naturfasern. Bei kalten Wickeln wird entweder auf ein Außentuch verzichtet oder nur ein Baumwolltuch locker darüber geschlagen.

Außerdem können wir uns mit Zubehör aus dem modernen Haushalt behelfen, wie Wärmflaschen, Badethermometer und Wasserkocher sowie Schlauchverband aus Baumwolle, der in jeder Apotheke als Meterware erhältlich ist. Richten Sie einen Wickelkorb oder eine -lade ein, dann haben Sie stets alles bei der Hand und können gleich drauflos wickeln.

Wickeltipps

Vor dem Wickel:

- 🖛 Wählen Sie einen günstigen Zeitpunkt für den Wickel! Beruhigende Wickel eignen sich besser abends, anregende eher morgens. Legen Sie Wickel nicht direkt vor oder nach den Mahlzeiten an.
- 🖛 Sorgen Sie für eine ruhige Umgebung.
- 🖛 Das Zimmer gut durchlüften, aber bitte darauf achten, dass der Raum nicht zu kalt ist.
- 🖛 Bereiten Sie alle notwendigen Wickelmaterialien vor, um den Wickel rasch und zügig anlegen zu können.
- 🖛 Suchen Sie vor der Anwendung noch die Toilette auf.

Während des Wickels:

- 🖛 Die Reizstärke des Wickels muss an die jeweilige Person angepasst werden!
- 🖛 Falls Sie nicht selber im Wickel liegen, entscheidet die behandelte Person, ob der Wickel angenehm, zu heiß oder zu kalt ist!
- 🖛 Menschen, die im Wickel liegen, gut zudecken und darauf achten, dass die Füße warm sind!
- 🖛 Beobachten, ob außergewöhnliche Reaktionen auftreten!
- 🖛 Kinder oder sehr alte Menschen mit einem Wickel nie alleinlassen!

Nach dem Wickel:

- 🏵 Wickel rasch entfernen, anschließend gut nachtrocknen und wieder warm einpacken.
- 🏵 Nachruhen und nachgewickelt sein ist genauso wichtig für die Wirkung wie der Wickel an sich! 30–45 Min. benötigt der Körper, um gut zu reagieren.
- 🏵 1 x täglich eine Anwendung über 5 Tage, anschließend 2 Tage Pause. Serie eventuell nochmals wiederholen.
- 🏵 Viel trinken!
- 🏵 Kleiderwechsel, falls stark geschwitzt wurde.
- 🏵 Wickelzutaten im Restmüll entsorgen.

Grenzen und Gefahren von Wickeln

Lesen Sie sich vor der Anwendung alle Informationen über den Wickel aufmerksam durch und achten Sie anschließend auf eine korrekte Ausführung. Verbrennungen und Auskühlungen ist vorzubeugen. Unverträglichkeiten und Allergien gegenüber Wirksubstanzen müssen vorab ausgeschlossen werden. Beschränken Sie sich auf einen Wickel täglich und passen die Temperatur der jeweiligen Person an. Beachten Sie das abweichende Wärme- und Kälteempfinden von alten Menschen und Kindern oder einzelner Auflagestellen. Manche Wickel sind eine Ausnahme und können öfter am

Tag angelegt werden. Wickel und Kompressen ersetzen keinen Arztbesuch. Wenn sich die Beschwerden nicht innerhalb von ein bis zwei Tagen deutlich verbessern, suchen Sie den Arzt auf.

Welcher Wickel ist bei welchen Beschwerden der richtige?

Grundsätzlich wirken feucht-heiße Wickel intensiver als trocken-heiße. Genauso verhält es sich bei kalten Wickeln: Durch das Wasser im Wickeltuch intensiviert sich die Wirkung.

Um den richtigen Wickel auszuwählen, überprüfen Sie mit der Checkliste, welcher Wickel/Kompresse dafür geeignet ist. Bei einer Wahlmöglichkeit (warme vs. kalte Anwendung) lassen Sie Ihren Bauch entscheiden. Achten Sie bei der Auswahl des Wickels genau auf die Punkte „Anwenden bei" und „Nicht anwenden bei". Nach genauem Durchlesen der Wickelbeschreibung werden die Materialien vorbereitet und der Wickel angelegt. Innerhalb der ersten Minuten nach Anlage des Wickels bemerken Sie, ob eine Besserung der Beschwerden eintritt. Fühlt sich der Wickel/die Kompresse unangenehm an, entfernen Sie diese umgehend und versuchen es mit einer anderen Anwendung.

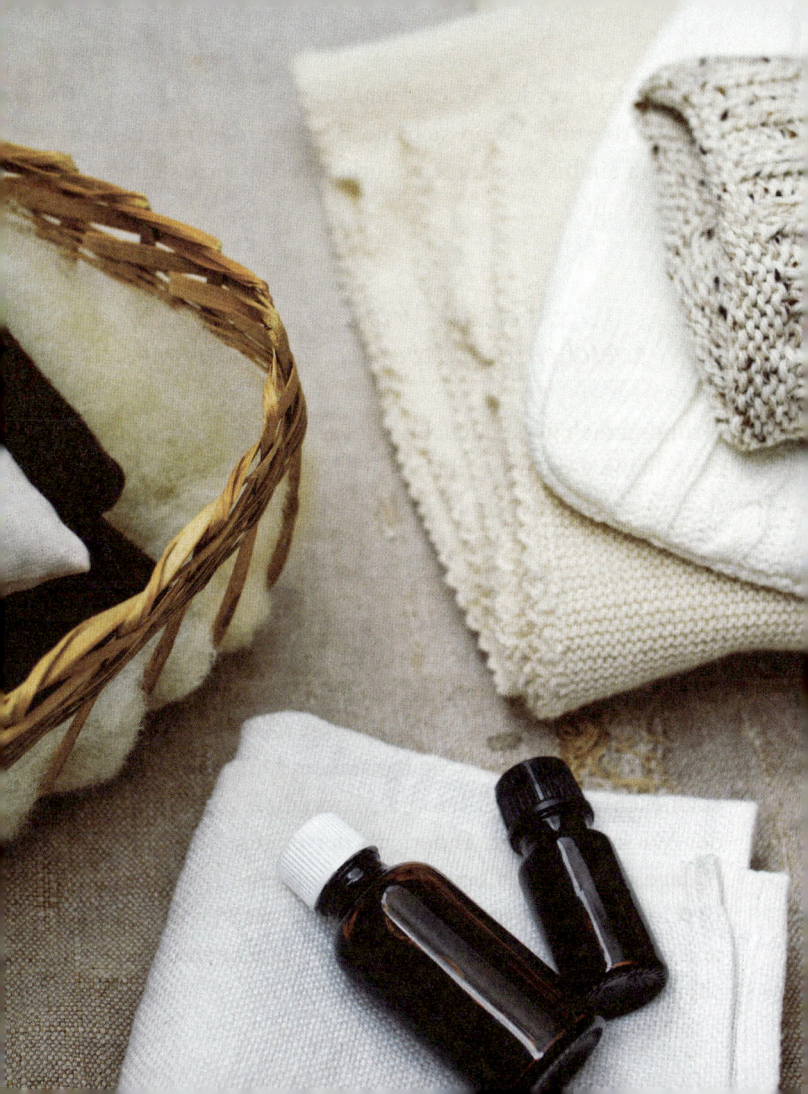

Checkliste

Wärmeflasche

Hautöl ✓

Butterbrotpapier

Wickeltuch aus Wolle

Leinentuch ✓

Wollsocken ✓

Geschirrtuch

Heublumen

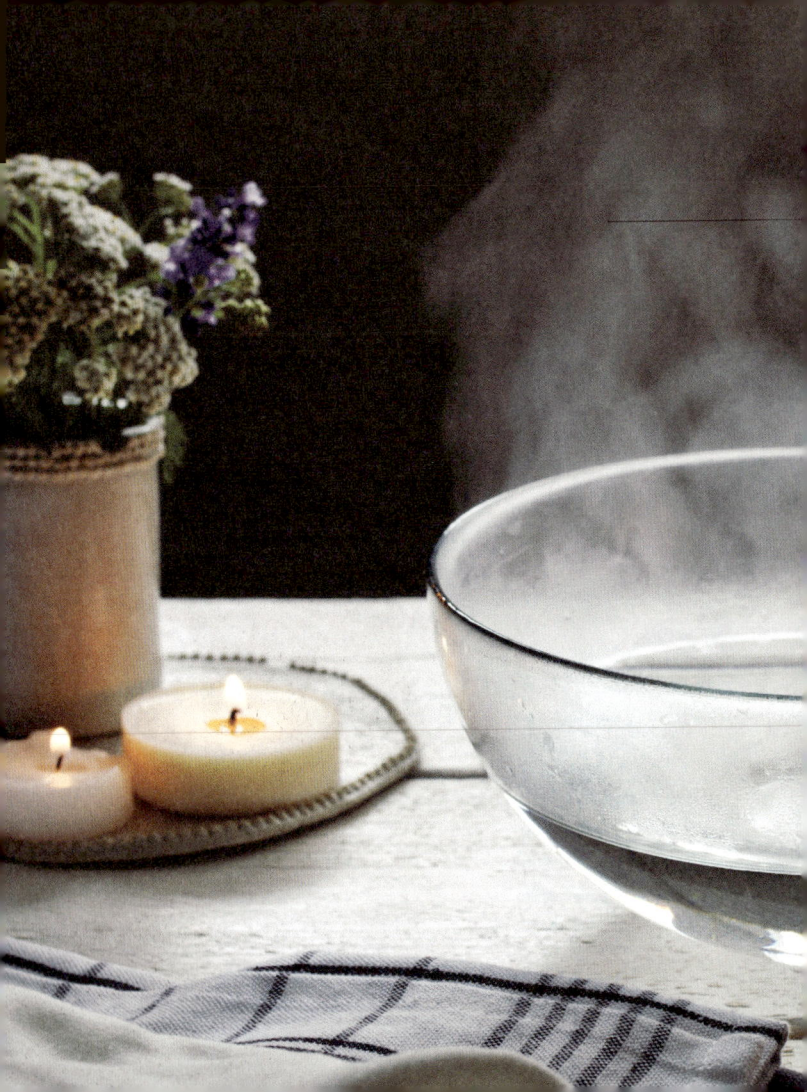

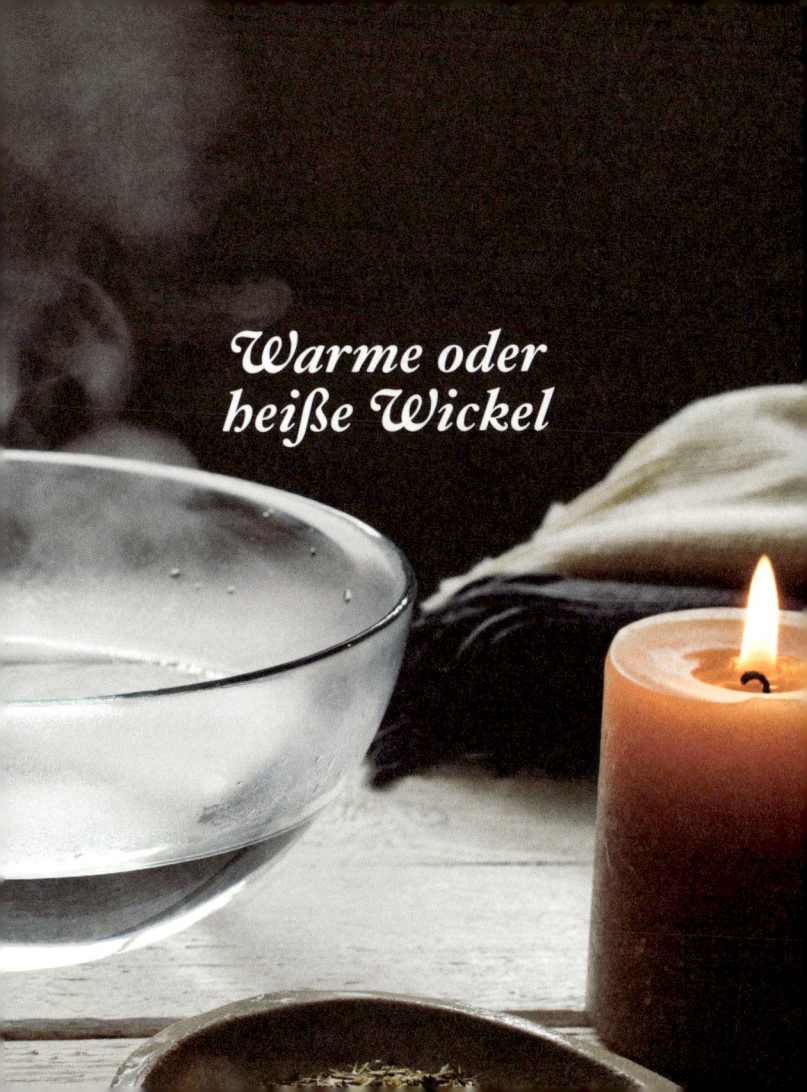

Warme oder
heiße Wickel

Heublumenwickel

MAN NEHME
- 1 Heublumensack
- 1 Reiskocher oder einen Kochtopf mit Siebeinsatz bzw. Kelomat
- 1 Außentuch

DAUER
Mind. 30 Min.

HÄUFIGKEIT
1x täglich über mehrere Tage, am besten abends vor dem Schlafengehen, nach 5 Tagen für 2 Tage pausieren.

Heublumen bestehen aus vielen einzelnen Pflanzenteilen von Gräsern und Wiesenblumen. Der typische Geruch entsteht erst bei der Trocknung. Die beste Qualität gibt es auf Bergwiesen über 1500 m Seehöhe. Heublumen werden auch als das Morphium der Naturheilkunde bezeichnet.

Durchführung: Heublumensack über Dampf je nach Größe 10–20 Min. erwärmen, dabei soll er nicht mit Wasser in Berührung kommen. Währenddessen Außentuch über Heizkörper oder zwischen zwei heißen Wärmflaschen vorwärmen. Nach sorgfältiger Temperaturprüfung den Sack auf gewünschte Stelle legen. Mit dem vorgewärmten Außentuch straff umwickeln, nach der Wickelzeit Sack entfernen, Nachruhen und Auflagestelle warm halten. Nach Gebrauch den Heublumensack

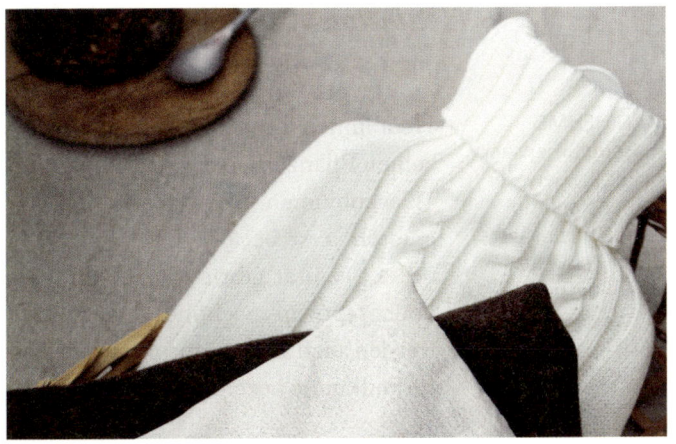

sorgfältig auf der Heizung trocknen. Er kann 2–3x verwendet werden.

Anwenden bei chronischen Gelenks- und Nervenschmerzen, Blasenbeschwerden, Kreuzschmerzen, Verspannungen.

Nicht anwenden bei akuten Nervenentzündungen, Heublumenallergien, offenen Hautstellen.

Zu beachten: Heublumenbäder sind eine gute Alternative zu Wickeln – hochwertige Badezusätze sind in Apotheken erhältlich.

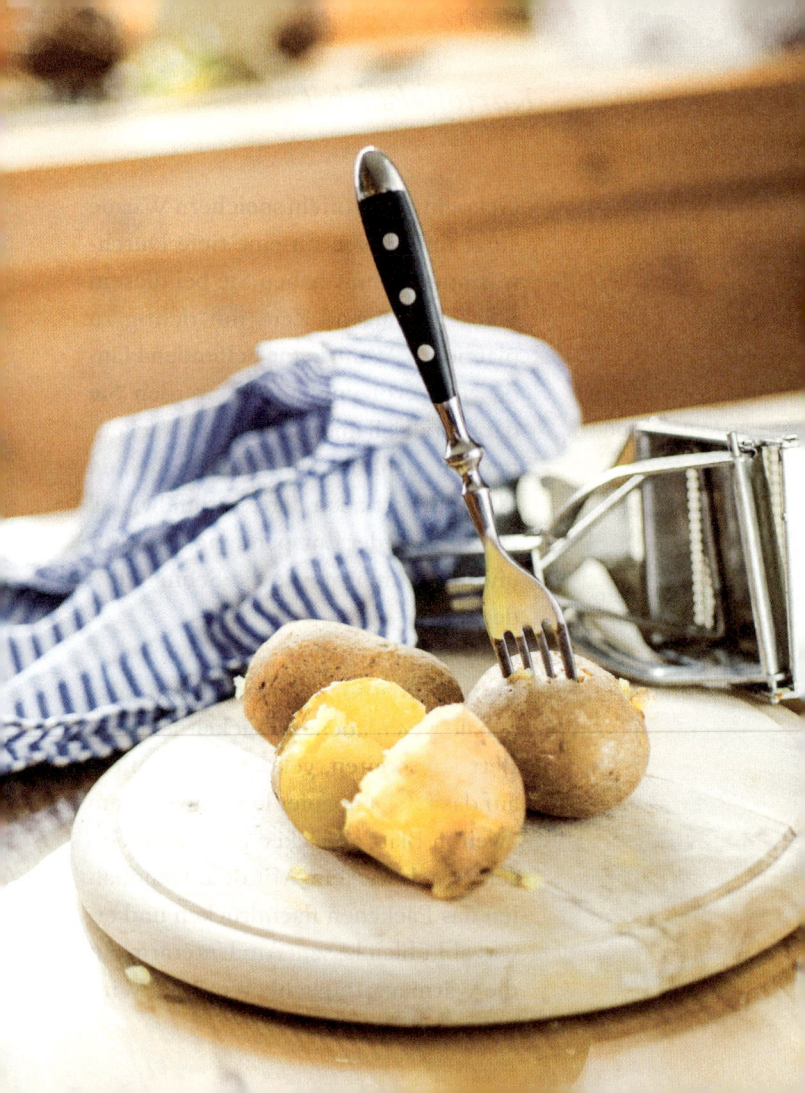

Kartoffelwickel

MAN NEHME
- 4–6 gekochte
  Kartoffeln
- Innentuch
- Küchenrolle
- Außentuch

DAUER
30 Min. – 1 Stunde

HÄUFIGKEIT
1x täglich über
mehrere Tage,
am besten
abends vor dem
Schlafengehen

Gekochte Kartoffeln speichern Wärme lange und sorgen für eine tiefe Durchwärmung. Somit haben Sie bei diesem Wickel genügend Zeit, ihn richtig zu platzieren. Wenn keine helfenden Hände zur Verfügung stehen, werden Sie dafür, speziell im Rücken- und Nackenbereich, dankbar sein. Wie alle heißen Wickel führt auch der Kartoffelwickel zu wohltuender Entspannung, Krampf- und Schleimlösung sowie Schmerzlinderung.

Durchführung: Kartoffeln in der Schale weich kochen, Wickeltücher im Bett vorbereiten, gekochte Kartoffeln auf das Küchenpapier legen, mit einem zweiten Blatt abdecken und in ein Geschirrtuch wickeln. Mit dem Handballen das Päckchen flachdrücken und etwas abkühlen lassen. Am Unterarm auf die Wärmeverträglichkeit prüfen: Wird das Päckchen hier für einige Minuten gut vertragen, kann es aufgelegt werden. **Vorsicht,** nach dem Anlegen verstärkt sich nochmals die Wärme. Außentuch erst herumwickeln, wenn die Verträglichkeit der Temperatur gesichert ist. Nach der Wickelzeit Päckchen entfernen, Nachruhen und Auflagestelle warm halten.

Anwenden bei allgemeinem Kältegefühl (A: Oberbauch), Blähungen, Verstopfungen (A: Bauch), Bronchitis, festsitzendem Husten (A: Oberbauch oder am Rücken zwischen den Schulterblättern), Halsschmerzen (sofern Wärme guttut – A: Halsvorderseite, von Ohr zu Ohr), Menstruationsbeschwerden (A: Unterbauch oder unterer Rückenbereich), Schlafstörungen (A: Oberbauch), Verspannungen jeder Art (A: je nach Bedarf Schulter, Nacken, Rücken).

Nicht anwenden bei akuten Entzündungen, Nervenentzündungen oder Nervenschmerzen (z. B. Reizungen des Ischiasnervs), Personen mit eingeschränkter Wahrnehmung bzw. Bewusstsein eingeschränkt, sehr wärmeempfindliche Menschen oder solche mit instabilem Kreislauf.

Zu beachten: Kartoffelwickel sind extrem heiß, damit ist die Verbrennungsgefahr hoch!

Polentawickel

....

MAN NEHME
- 1 große Tasse Polenta (Maisgrieß)
- 2 große Tassen kochend heißes Wasser
- Kleine Schüssel, Koch- und Esslöffel
- Schlauchverband Nr. 6 oder 9 (je nach Größe der Auflagestelle) ca. 50 cm
- 1 Gästehandtuch
- 1 Außentuch

DAUER
30 Min. – 1 Stunde

HÄUFIGKEIT
siehe Kartoffel-wickel

Polentawickel galten in früheren Zeiten als bewährtes Hausmittel bei Lungen- und Rippenfellentzündungen, heute werden diese schweren Erkrankungen selbstverständlich vom Arzt behandelt. Sein Vorteil ist, dass er sich leicht modellieren lässt, sich gut an die jeweilige Auflagestelle anpasst und schneller als der Kartoffelwickel zubereitet wird.

Durchführung: Polenta in einer Schüssel mit kochend heißem Wasser übergießen und durchrühren. Mit Deckel 10 Min. ziehen lassen, zwischendurch 1–2x umrühren. Schlauchverband auf einer Seite verknoten, mit der Polentamasse befüllen und die zweite Seite ebenfalls verknoten. Alternativ können Sie die Polenta auf ein Baumwolltuch ca. 3 cm dick aufstreichen, die Ränder einschlagen und ein Päckchen daraus formen. In das vorgewärmte Gästehandtuch einschlagen und nach sorgfältiger Wärmeprüfung auflegen, mit einem Außentuch fixieren. Die restlichen Abläufe sind dieselben wie beim Kartoffelwickel.

Anwenden bei allgemeinem Kältegefühl (A: Oberbauch), Blähungen, Verstopfungen (A: Bauch), Bronchitis, festsitzendem Husten (A: Oberbauch oder am Rücken zwischen den Schulterblättern), Halsschmerzen (sofern Wärme guttut – A: Halsvorderseite, von Ohr zu Ohr), Menstruationsbeschwerden (A: Unterbauch oder unterer Rückenbereich), Schlafstörungen (A: Oberbauch), Verspannungen jeder Art (A: je nach Bedarf Schulter, Nacken, Rücken).

Nicht anwenden bei akuten Entzündungen, Nervenentzündungen oder -schmerzen (z. B. Reizungen des Ischiasnervs), Personen mit eingeschränkter Wahrnehmung bzw. Bewusstsein, sehr wärmeempfindliche Menschen oder solche mit instabilem Kreislauf.

Zu beachten: Siehe Kartoffelwickel

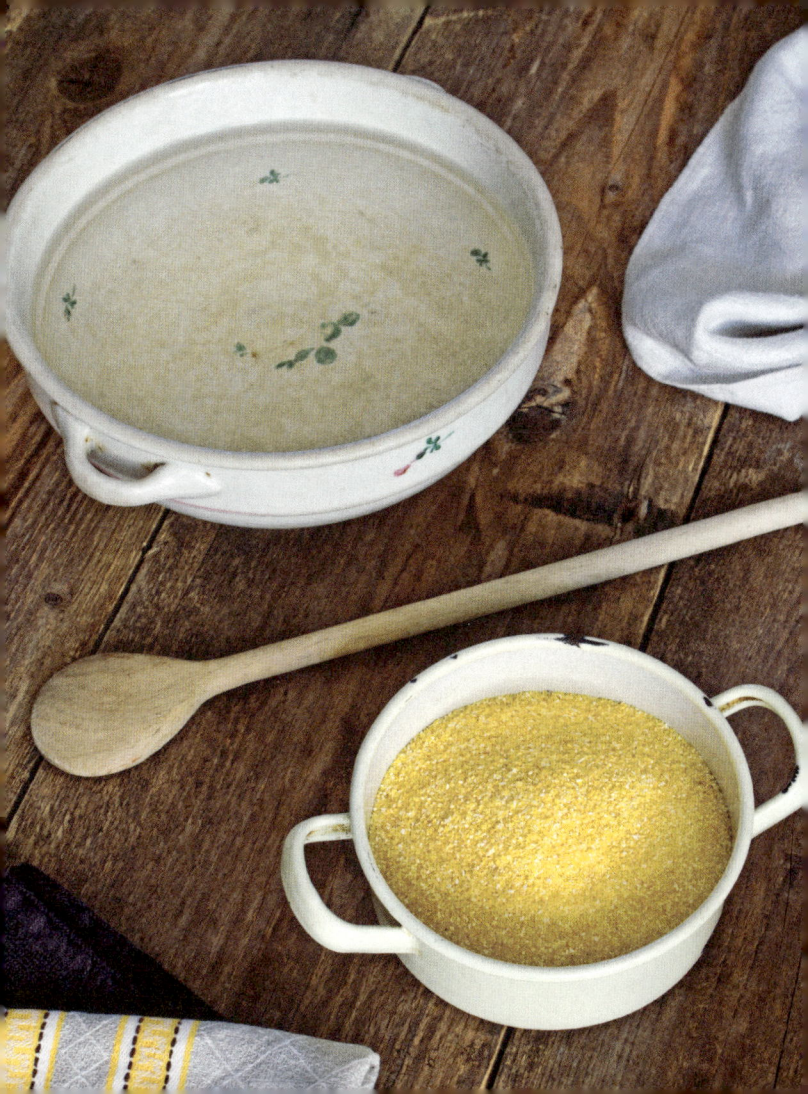

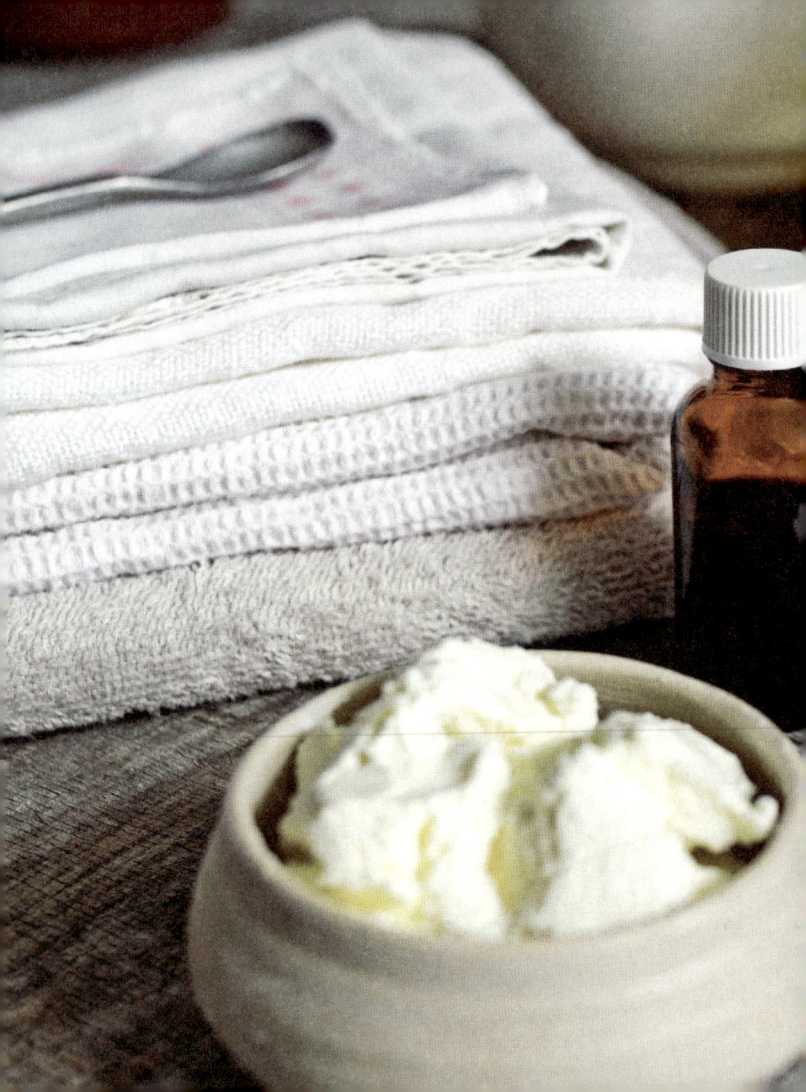

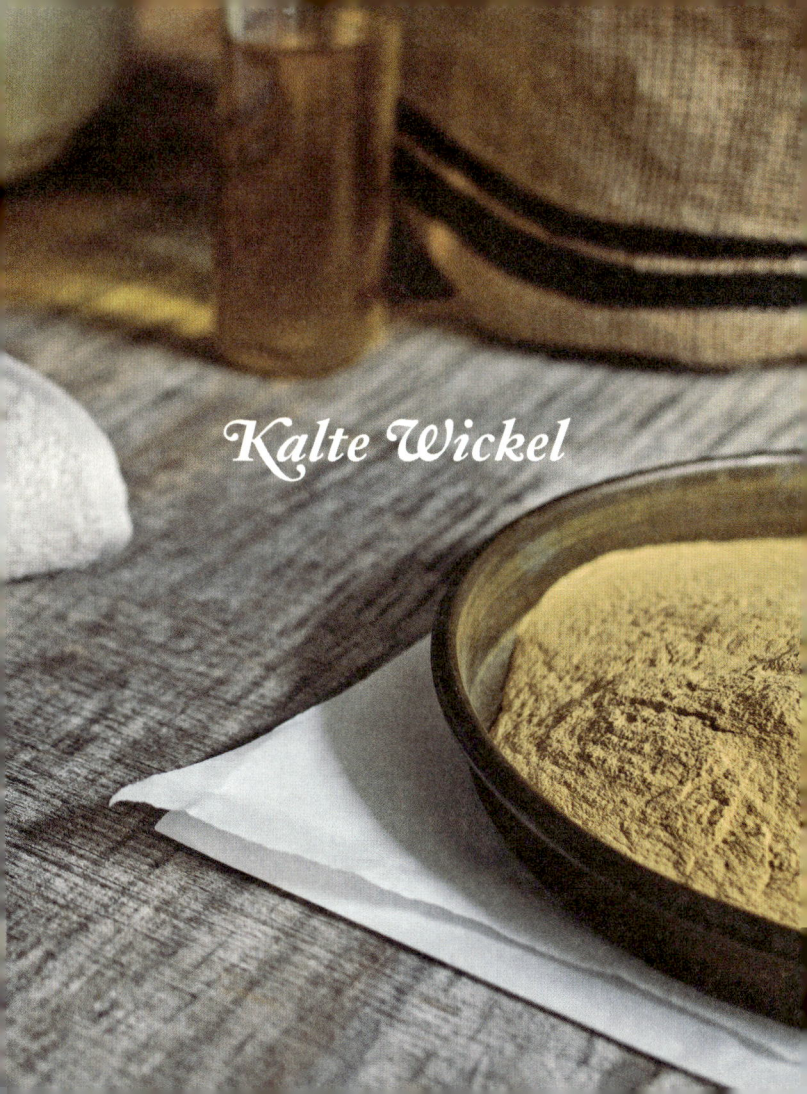

Kalte Wickel

Arnikawickel

MAN NEHME
- Arnikatinktur
- Kleine Schüssel
- 4 Baumwoll-
  oder Leinen-
  tücher, z. B.
  Herrentaschen-
  tücher (3–4-lagig)
- Nässeschutz
- Ev. 1 kleines
  Frotteetuch als
  Außentuch

DAUER
Kompresse
wiederholt wechseln
Mind. 1/2 Stunde
kühlen

HÄUFIGKEIT
ein bis mehrmals
täglich anwenden,
solange Beschwer-
den bestehen

Früher wurde in bäuerlichen Haushalten Arnikatinktur angesetzt und bei diversen Beschwerden verwendet. Inzwischen ist das selten der Fall, weil Arnika unter strengem Naturschutz steht. In der Schulmedizin wird Arnika nur mehr in homöopathischer Form eingesetzt, im häuslichen Bereich in Form von Wickeln oder Einreibungen. Arnika wirkt abschwellend, durchblutungsfördernd, keimtötend, schmerzlindernd und löst sogar Blutergüsse auf.

Durchführung: 2 TL Arnikatinktur mit ¼ l kaltem Wasser in der Schüssel verdünnen. 4 Innentücher ins Wickelwasser einlegen, gewünschte Auflagestelle freimachen. Nässeschutz unterlegen, 2 Innentücher nur leicht auswringen (sollen gerade nicht mehr tropfen), Kompresse auf die betroffene Stelle auflegen. Mit den anderen Tü-

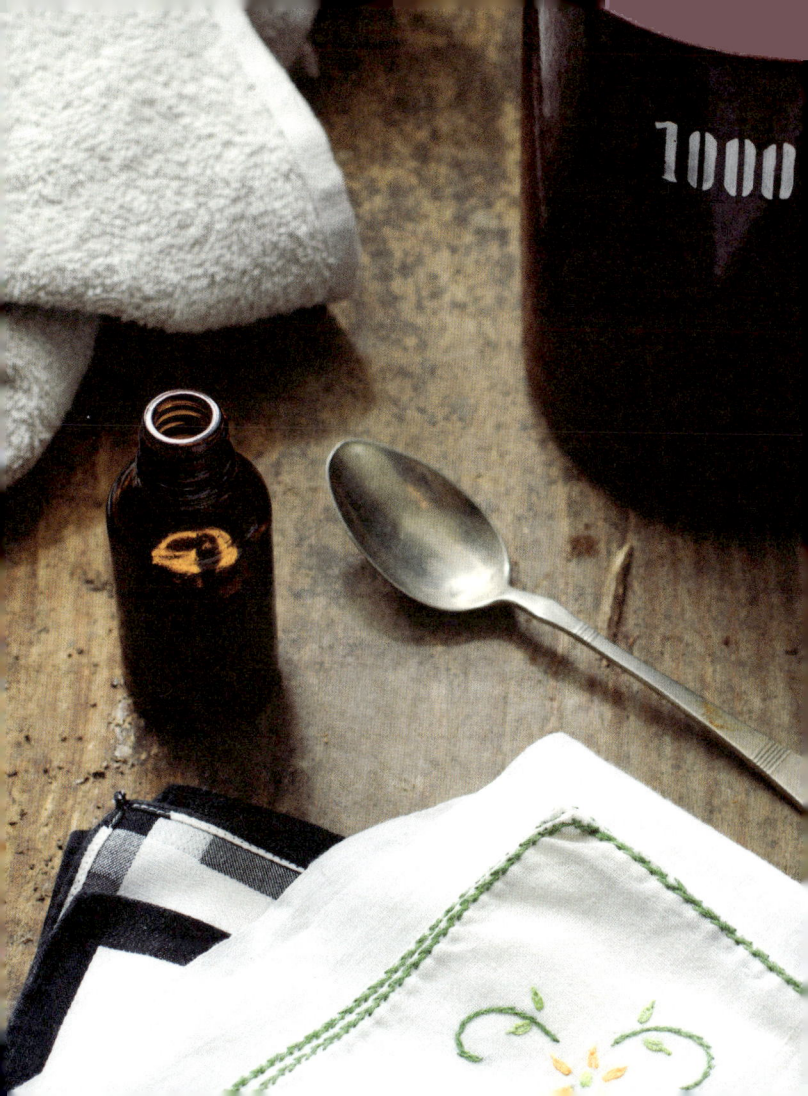

chern wechseln, sobald die Kompresse nicht mehr kühlt, gebrauchte Tücher erneut in die verdünnte Arnikatinktur einlegen, damit sie wieder die richtige Kühltemperatur haben, Kompresse nur leicht oder überhaupt nicht abdecken. Im Anschluss an die Kompresse die Auflagestelle abtrocknen, ¼–½ Stunde nachruhen.

Anwenden bei Schwellungen, Quetschungen, Verstauchungen, Blutergüssen, Insektenstichen, Gehirnerschütterung (A: Nacken oder Stirn), Muskel- und Gelenksschmerzen, rheumatischen Beschwerden.

Nicht anwenden bei bekannten Allergien auf Arnika (Korbblütler), Kleinkindern.

Zu beachten: Arnikatinktur darf nur äußerlich angewendet werden!

Lehmwickel

....

MAN NEHME
- Lehm (Heilerde aus der Apotheke)
- Teelöffel, kaltes Wasser
- Kleine Glas- oder Plastikschüssel
- Feuchtes Innentuch (z. B. ein Blatt Küchenrolle)
- Nässeschutz
- Außentuch
- Waschlappen zum Reinigen der Haut nach dem Wickel
- Neutrales Öl zur anschließenden Hautpflege

Lehm war früher ein gängiger Wickel, da das Material praktisch vor der Haustüre lag, heute wird er als Heilerde in Apotheken und Reformhäusern verkauft. Heilerde kann innerlich und äußerlich angewandt werden. Äußerlich zeichnet sie sich durch ihre abschwellende, kühlende, entfettende und stoffwechselanregende Wirkung auf das Gewebe aus.

Durchführung: Einige EL Heilerde (je nach Auflagegröße) mit kaltem Wasser in einer Schüssel anrühren, bis eine dicke Paste entsteht. 2–3 mm dick auf die betroffene Stelle direkt auftragen und mit einem feuchten Tuch abdecken oder den Lehmbrei ½ cm dick auf das feuchte Tuch streichen, einschlagen und das Päckchen auflegen. Außentuch darüberwickeln und einwirken lassen, bis der Wickel nicht mehr

DAUER
je nach Haut-
und Umgebungs-
temperatur

HÄUFIGKEIT
1–2x täglich über
mehrere Tage,
solange Beschwer-
den bestehen, nach
5 Tagen für 2 Tage
pausieren

kühlt. Nur dünn einwickeln oder fixieren, weil sonst die Verdunstungskälte nicht entweichen kann. Nach der Wickelzeit den Lehm abwaschen oder Päckchen entfernen und die Haut abwaschen. Die Auflagestelle mit dem neutralen Öl pflegen, nachruhen.

Anwenden bei Akne, beginnenden Abszessen, Furunkeln, entzündlichen Erkrankungen des Bewegungsapparats und der Gelenke, Insektenstichen, Halsentzündungen (sofern kalt angenehm ist – A: Halsvorderseite, von Ohr zu Ohr), Lymphknotenschwellungen, Nagelbett- und Venenentzündungen, Verstauchungen, Quetschungen, Prellungen, Kosmetikum bei fetter Haut.

Nicht anwenden bei offenen Wunden.

Zu beachten: Vor dem Wickel muss die Haut im Auflagegebiet warm sein.

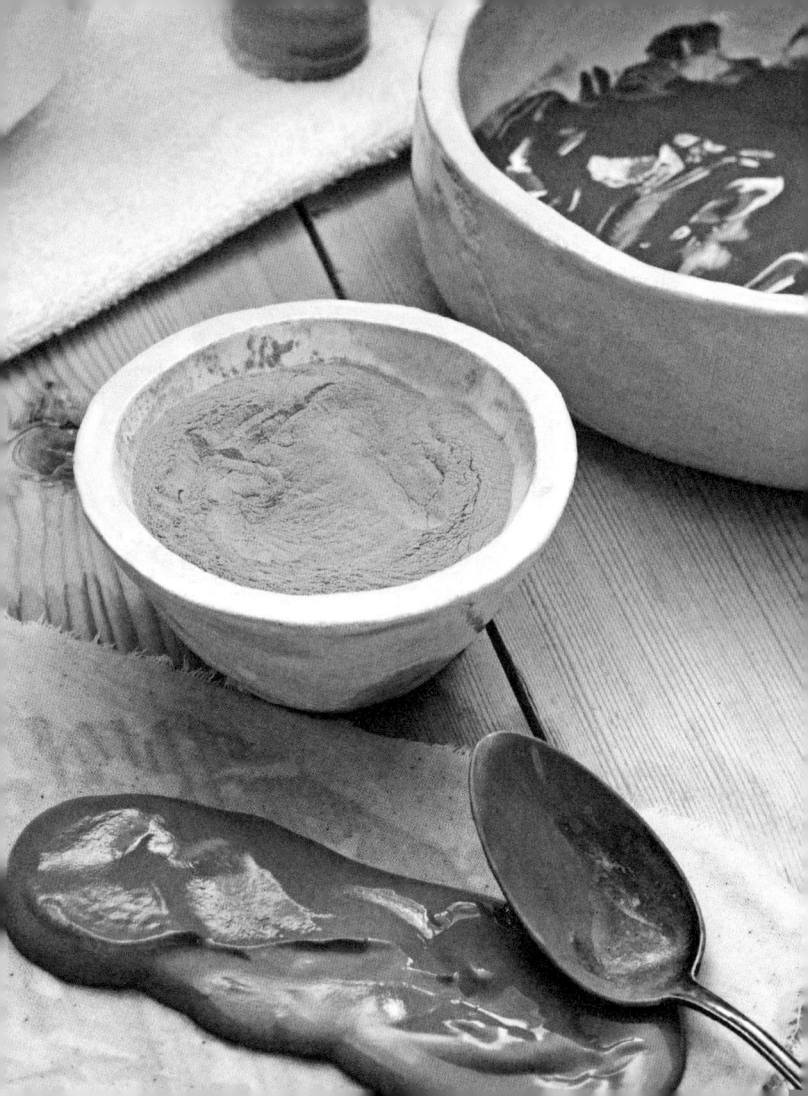

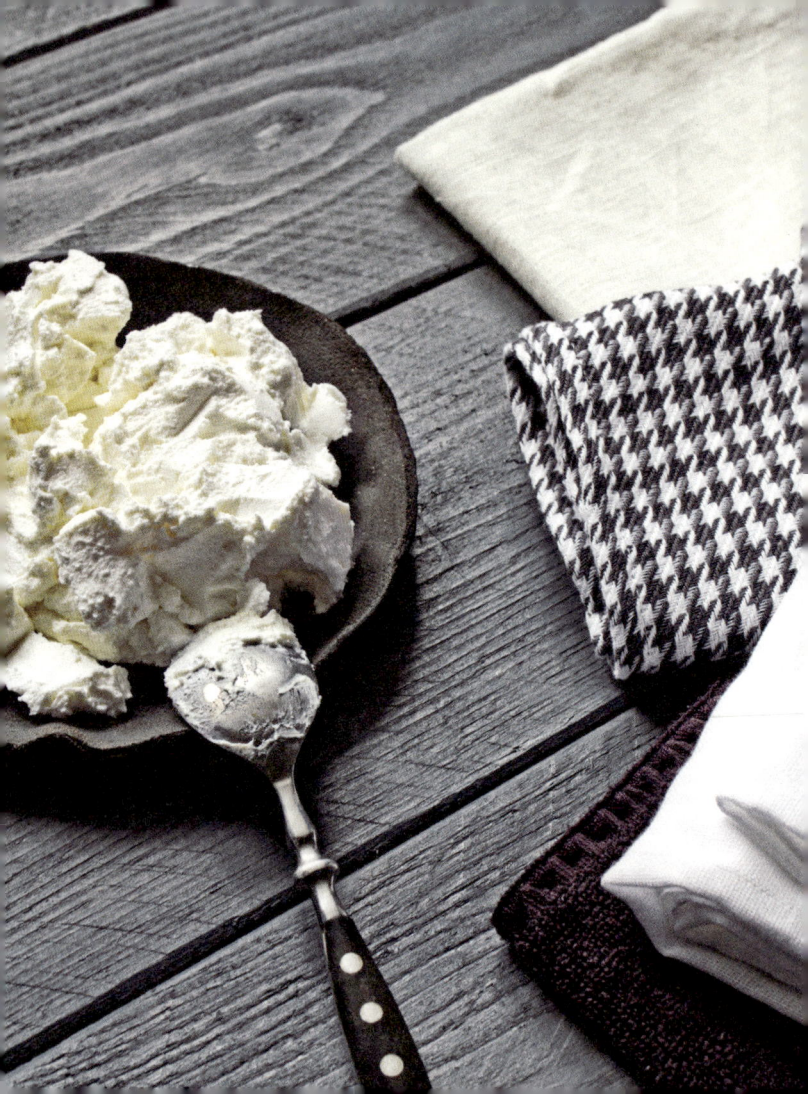

Topfenwickel

MAN NEHME
- Zimmerwarmer naturbelassener Topfen, mittlere Fettstufe
- Küchenrolle oder Baumwolltuch (Geschirrtuch), doppelt so groß wie die Auflagefläche
- Messer
- Geschirrtuch als Außentuch
- Nässeschutz zum Unterlegen

Er ist die kälteste Anwendung, die wir kennen. Er kann temperiert und kalt angewendet werden, hier beschreibe ich nur die Kaltanwendung. Topfen wirkt stark abschwellend, entzündungshemmend und kühlend, ist kostengünstig und leicht erhältlich. Geändert hat sich die Dauer der Anwendung: Topfen wurde früher über Nacht belassen, heute ist die Wickelzeit begrenzt.

Durchführung: Topfen 2–3 cm dick auf ein Blatt Küchenrolle aufstreichen und mit einem zweiten Blatt abdecken, falls Sie ein Geschirrtuch nehmen, den Topfen in dieses einschlagen. Nässeschutz unter die Auflagestelle geben und das Päckchen auflegen. Nur leicht mit einem Geschirrtuch abdecken, damit kein Temperaturstau entsteht. Nach der Entfernung des Topfens die Auflagestelle abtrocknen, ¼–½ Stunde nachruhen.

DAUER
Topfen belassen,
solange Kühlung
spürbar ist!
Mind. 1/2 Stunde
kühlen

HÄUFIGKEIT
1–2x täglich über
mehrere Tage,
solange Beschwer-
den bestehen, nach
5 Tagen für 2 Tage
pausieren

Anwenden bei akuten Gelenks- und Brustdrüsenentzündungen, Gicht (A: auf schmerzende Gelenke), Halsschmerzen und Heiserkeit (sofern kalt angenehm ist – A: Halsvorderseite, von Ohr zu Ohr), Hämorrhoiden, Insektenstichen, Juckreiz verschiedenster Ursache, Krampfadern, oberflächlichen Venenentzündungen, Prellungen, Verstauchungen, Quetschungen, Sonnenbrand.

Nicht anwenden bei Milcheiweiß-Kontaktallergien, offenen Wunden im Auflagegebiet.

Zu beachten:

- Verwenden Sie keinen Topfen direkt aus dem Kühlschrank (es kann zu Gefäßkrämpfen kommen), mind. ½ Stunde vorher herausstellen.

- Verwenden Sie stets ein Innentuch und legen den Topfen nicht direkt auf die Haut. Im Fall einer Allergie kann die Kompresse schnell entfernt werden und eine mühsame Reinigung der Haut entfällt. Das ist besonders bei gereizten Hautstellen wichtig. Bei Sonnenbrand kann der Topfen eine unerwünschte Verbindung mit der Haut eingehen, was das Innentuch verhindert.

☞ Frischhaltefolien sind als Innen- bzw. Außentuch nicht geeignet!

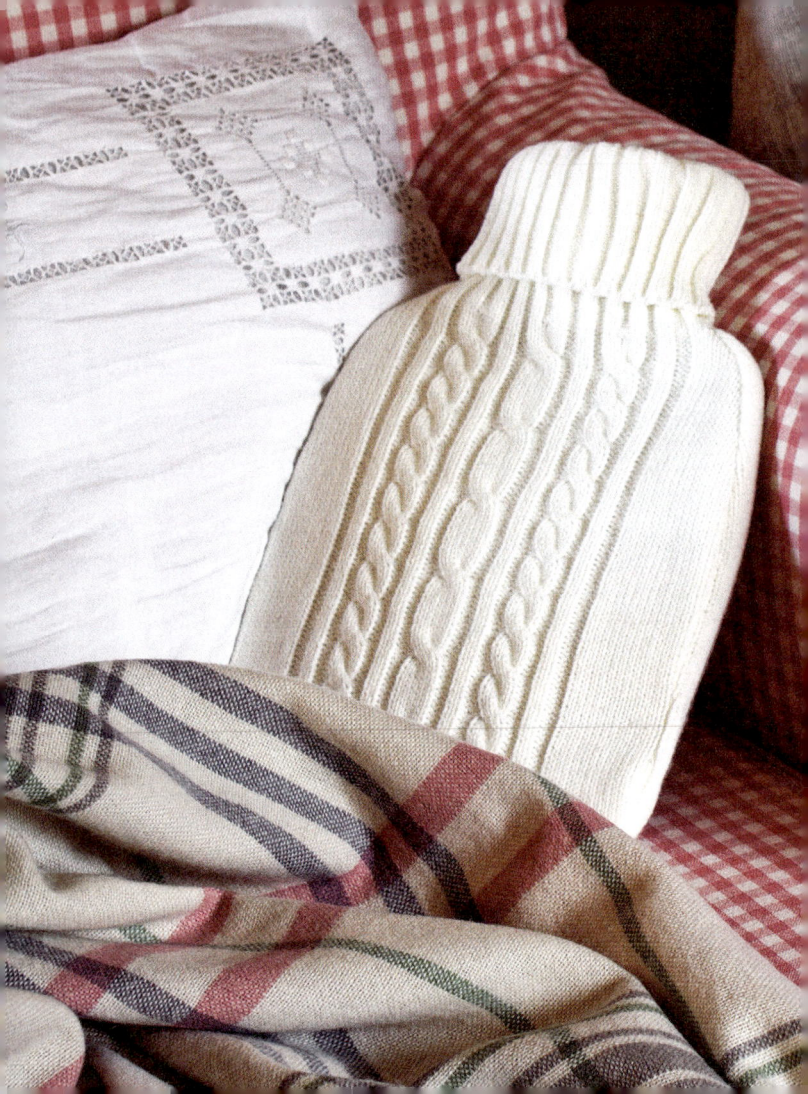

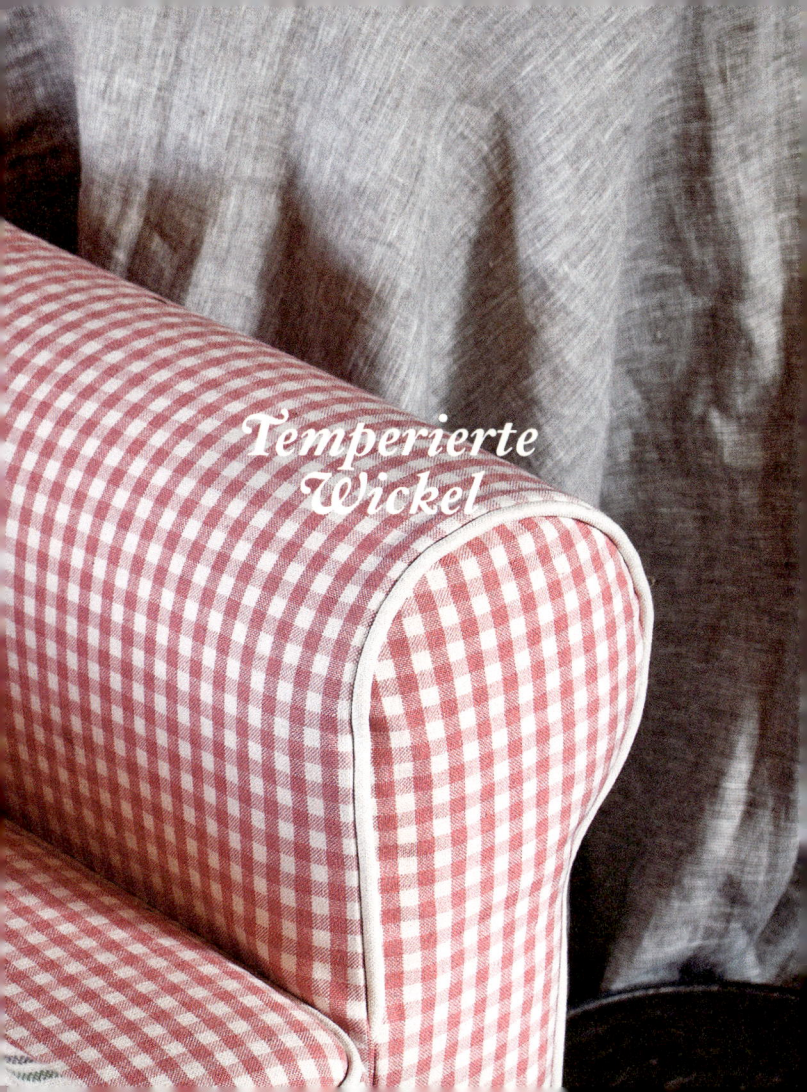

Temperierte
Wickel

Bienenwachskompresse

MAN NEHME

- Bienenwachs-kompresse (Imker, Apotheke)
- Fön oder 2 nicht zu heiße Wärm-flaschen
- Butterbrot-papier, falls Wärmflaschen zum Anwärmen verwendet
- Rohwollkissen, weiches Tuch aus Flanell, Wolle oder Seide
- Schere

Diese Kompressen eignen sich für jedes Alter, sie sind wohltuend, einfach in der Anwendung und angenehm im Geruch. Über den Duft gelangen die Wirkstoffe in den Körper und entfalten ihre hustenreizstillende, schleimlösende, beruhigende, entspannende und schlaffördernde Wirkung.

Durchführung: Kompresse auf die richtige Größe zuschneiden, Außentuch ebenfalls anwärmen. Mit einem Fön von beiden Seiten auf Körpertemperatur erwärmen oder eingewickelt in Butterbrotpapier zwischen zwei Wärmflaschen auf Körpertemperatur erwärmen (Vorsicht, schmilzt leicht), ev. Bienenwachskompresse aus dem Papier schälen. Nach Überprüfung der Temperatur auf die gewünschte Stelle auflegen, warmes Rohwollkissen darüberlegen, mit dem Außentuch oder der

DAUER

Solange sie als angenehm empfunden wird, mind. jedoch 30 Min. Die Bienenwachskompresse kann über Nacht belassen werden.

HÄUFIGKEIT

1x täglich am besten vor dem Schlafengehen, solange Beschwerden bestehen, nach 5 Tagen für 2 Tage pausieren

Kleidung befestigen. Kompresse nach der Wickelzeit entfernen und zur Aufbewahrung wieder in Butterbrotpapier wickeln, nachruhen, Haut vor Zugluft schützen.

Anwenden bei Bronchitis, Erkältungen, Erkältungsvorbeugung (A: oberer Brustbereich), Husten, Hustenreiz, Leberunterstützung (A: rechter Oberbauch), Verspannungen.

Nicht anwenden bei reizempfindlicher Haut, Hautverletzungen an der Auflagestelle, Allergie auf Bienengift oder Propolis.

Zu beachten: Solange die Kompresse gut duftet und sich nicht verfärbt, kann sie bei derselben Person bis zu 10x verwendet werden.

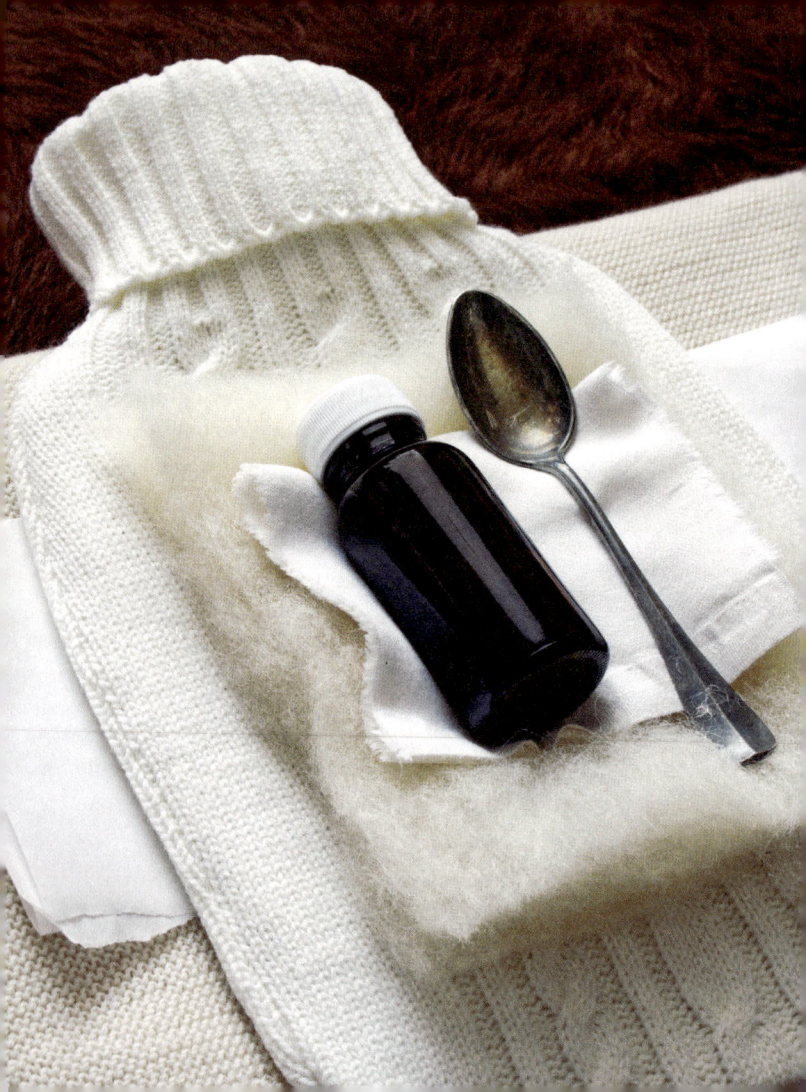

Johanniskrautölkompresse

MAN NEHME
- Johanniskrautöl
- Baumwolltuch
  3–4-fach
  zusammengelegt
  in gewünschter
  Größe (je nach
  Auflagestelle)
- Esslöffel
- Butterbrotpapier
  (als Schutz für
  die Wärmflaschen)
- 2 Wärmflaschen
- Rohwollkissen
  oder weiches Tuch
  (etwas größer als
  das Innentuch)
- Ev. ein Außentuch
  (z. B. Schultertuch),
  ansonsten kann
  der Wickel mit
  der Kleidung
  fixiert werden

Die Wirkung von Johanniskraut ist seit sehr langer Zeit bekannt. Es wurde in Form eines Ölauszugs aus Johanniskraut und Olivenöl für Einreibungen oder Umschläge verwendet. Dieser wurde auch bei Magen- und Verdauungsbeschwerden eingenommen. Die Anwendung als Tee oder in Form eines Fertigpräparates bei leichten Depressionen ist eine Errungenschaft der modernen Zeit. Äußerlich wirkt Johanniskraut entzündungshemmend, hautpflegend, krampflösend, schmerzlindernd und wärmend.

Durchführung: 1–2 EL Johanniskrautöl auf das mehrfach gefaltete Baumwolltuch geben und dieses in Butterbrotpapier einschlagen, Päckchen zwischen zwei heißen Wärmflaschen auf Körpertemperatur anwärmen (5–10 Min.). Das weiche Tuch ebenfalls anwärmen. Ölkompresse direkt (ohne Papier) auf die

Die Kompresse soll mind. 30 Min. angelegt bleiben. Sie kann über mehrere Stunden belassen werden, wenn es als angenehm empfunden wird.

HÄUFIGKEIT
1–2x täglich, solange Beschwerden bestehen, nach 5 Tagen für 2 Tage pausieren

betroffene Stelle legen und mit vorgewärmtem Tuch bedecken. Mit der Kleidung fixieren oder das Außentuch darüberwickeln. Nach der Wickelzeit die Kompresse entfernen und mind. ½ Stunde nachruhen. Auflagestelle warm halten.

Anwenden bei chronischen rheumatischen Schmerzen, Nervenschmerzen, Muskelschmerzen, Narbenpflege, Verspannungsschmerzen.

Nicht anwenden bei bekannten Allergien auf Johanniskraut.

Zu beachten: Johanniskrautöl steigert die Lichtempfindlichkeit der behandelten Hautstellen (Sonnenbrandgefahr)! Johanniskrautöl färbt ab! Auf keinen Fall in der Mikrowelle erwärmen, das zerstört die Wirkstoffe.

Zwiebelwickel

....

Zwiebeln gehören zu den pflanzlichen Antibiotika. Ihre Inhaltsstoffe sind fettlöslich, doch genügt das Körperfett auf der Haut, um diese zu lösen. Die Zwiebel wirkt abschwellend, antiseptisch, schleimlösend und schmerzlindernd.

Durchführung: Zwiebel schälen, würfelig schneiden (Menge richtet sich nach der Auflagestelle). In den Schlauchverband füllen und Enden verknoten, mit Butterbrotpapier umwickelt zwischen 2 heiß gefüllten Wärmflaschen auf Körpertemperatur erwärmen, auf die betroffene Körperstelle legen und mit einem Außentuch abdecken. Bei Ohrkompressen muss das Päckchen über das betroffene Ohr bis ca. 2 Fingerbreit hinter das Ohr aufgelegt werden. Es wird mit einem Tuch oder Stirnband befestigt. Bei Fußsohlenkompressen müssen immer beide Füße behandelt wer-

DAUER
Bei Erwachsenen
über mehrere
Stunden oder die
ganze Nacht,
solange er als
angenehm
empfunden wird;
bei hautempfindli-
chen Menschen,
speziell bei Kindern,
20–30 Min.

HÄUFIGKEIT
1–2x täglich,
solange Beschwer-
den bestehen,
nach 5 Tagen für
2 Tage pausieren

den. Die Fixierung erfolgt mit Wollsocken und die Füße können zusätzlich
auf eine nicht zu heiß gefüllte Wärmfla-
sche gestellt werden. Mind. 30 Min.
nachruhen.

Anwenden bei beginnender Erkäl-
tung (A: Fußsohlen), Bronchitis, Husten mit zähem Schleim (A: Brust),
Insektenstichen, Kopfschmerzen (A:
Fußsohlen), Ohrenschmerzen, Mittel-
ohrentzündung, rheumatischen Beschwerden von Gelenken, Tennis-
ellbogen, Sehnenscheidenentzündun-
gen, schmerzendem Überbein, Stock-
schnupfen (A: Fußsohlen).

Nicht anwenden bei Hautverletzungen im Bereich der Auflagestelle, offe-
nem Trommelfell!

Zu beachten: Zwiebelwickel nie in der
Mikrowelle erwärmen, das zerstört die
Wirkstoffe. Zwiebelanwendungen eig-
nen sich auch für Kleinkinder.

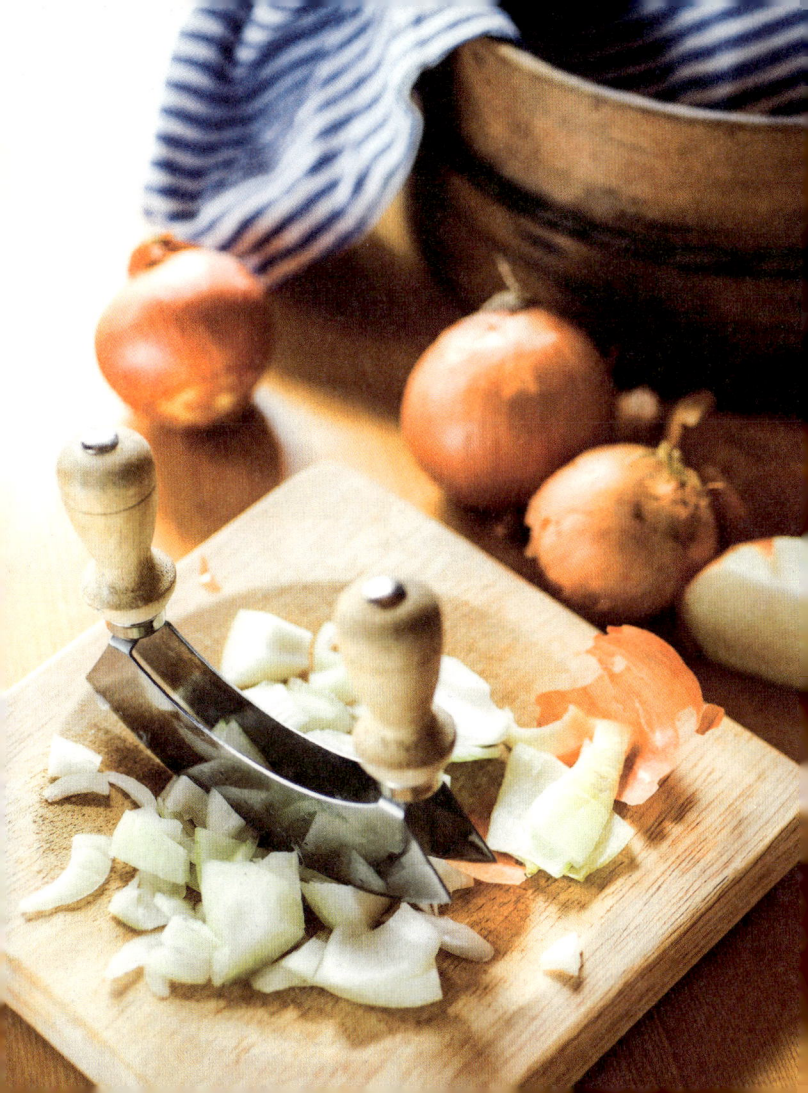

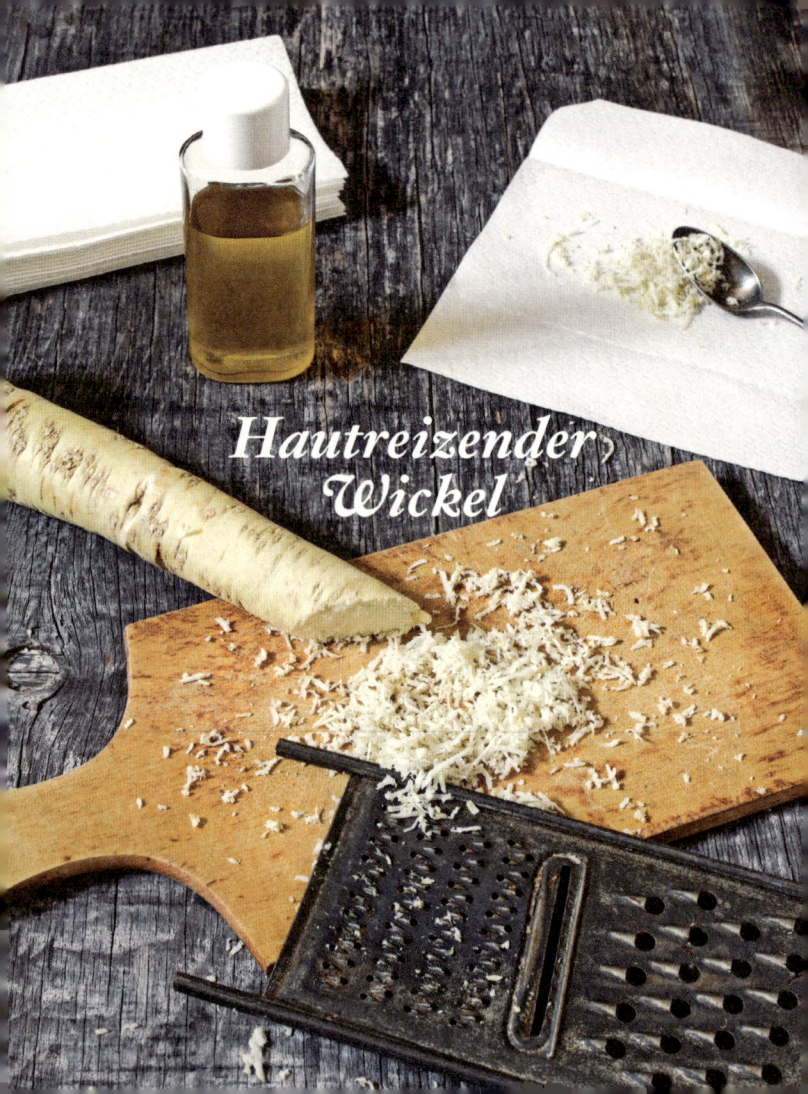

Hautreizender Wickel

Krenkompresse

....

MAN NEHME
- Krenwurzel
- Reibe
- 1 Blatt Küchenrolle
  oder ein unparfü-
  miertes Papier-
  taschentuch
- Pflegendes Hautöl
  ohne Zusatzstoffe

DAUER
Anfangs 4–6 Min.,
kann auf 10 Min.
gesteigert werden.

HÄUFIGKEIT
1–2x täglich,
solange Beschwer-
den bestehen, nach
5 Tagen für 2 Tage
pausieren

Es gibt zahlreiche volksheilkundliche Anwendungen mit Kren. Die hautreizenden Inhaltsstoffe des Krens werden durch eine chemische Reaktion, die beim Reiben der Wurzel eintritt, freigesetzt. Aus diesem Grund ist es notwendig, diese immer frisch zu zerkleinern. Kren gehört auch zu den pflanzlichen Antibiotika, dieser Umstand kommt allerdings nur bei oraler Verwendung zum Tragen.

Durchführung: 1 EL frisch geriebene Krenwurzel in ein Blatt Küchenrolle dicht einpacken, auf einer glatten Kunststoffunterlage das Päckchen kurz andrücken, bis Saft austritt. Päckchen auf die gewünschte Stelle auflegen. Nicht fixieren, sondern mit einer Hand halten, damit die Kompresse sofort abnehmbar ist. Das Brennen auf der Haut verschwindet nach Abnehmen sofort wieder. Die auftretende Hautrötung und das Wärmegefühl können mehrere Stunden anhalten. Nach Abnahme der Kompresse die Haut mit Öl (ohne Zusatzstoffe) einreiben, die Stelle nicht abwaschen – das verstärkt den Reiz.

Anwenden bei Entzündungen der Harnwege und der Blase (A: Unterbauch), Migräne und anderen Kopfschmerzen (A: Nacken in Höhe des 7. Halswirbels), Muskelschmerzen, Verspannungen, Nasennebenhöhlen- und Stirnhöhlenentzündungen (Auflageort Nacken, s. o.), hartnäckigem Schnupfen (A: Nacken, s. o.).

Nicht anwenden bei sehr sensibler Haut, Gefühlsstörungen im Auflagebereich, Unverträglichkeit von Senföl, bei Kindern.

Zu beachten: Kren ist extrem hautreizend – Haut gut beobachten! Nicht im Gesicht auflegen! Nicht in die Augen oder auf Schleimhäute bringen! Sofort entfernen, wenn der Reiz zu stark ist, und mit dem neutralen Öl einreiben!

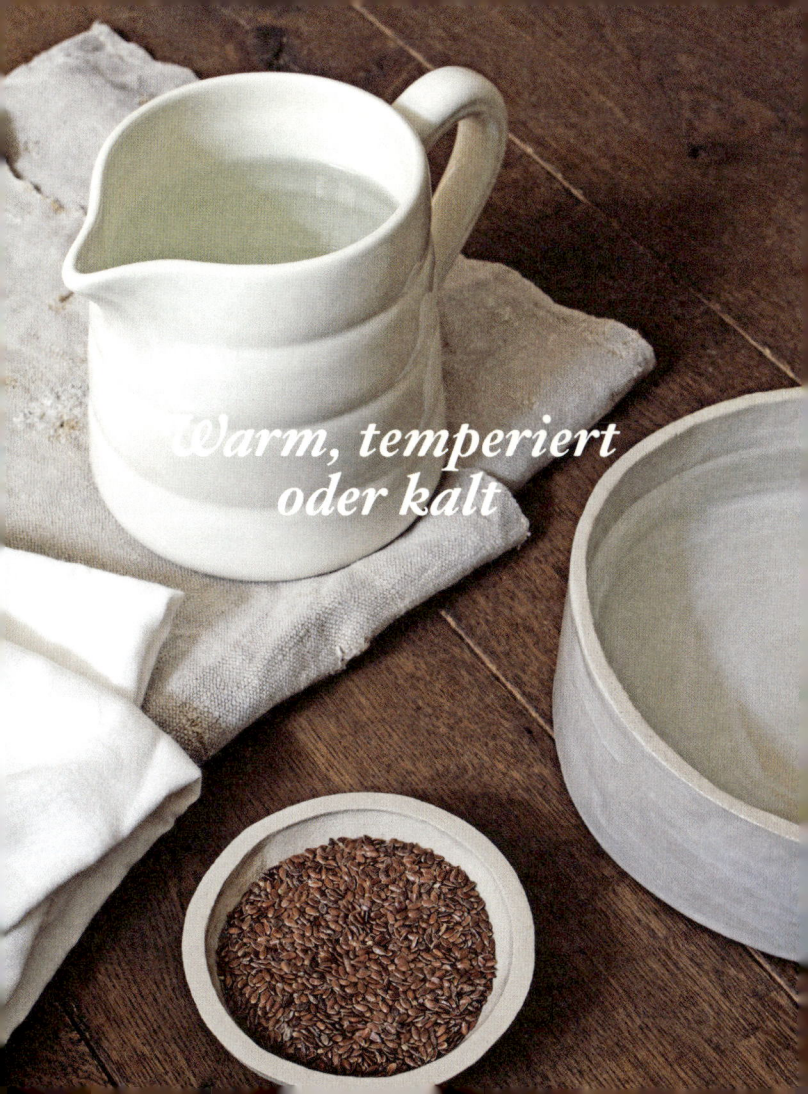

Warm, temperiert oder kalt

Leinsamenkompresse instant nach Bußlehner/Habicher

....

MAN NEHME
- Leinsamen ganz
- Schlauchverband oder Baumwoll-socken
- Ev. Baumwoll-zwischentuch/ Außentuch
- Schüssel, Löffel
- Wasser in gewünschter Temperatur

DAUER
20 Min. oder solange es als angenehm empfunden wird.

HÄUFIGKEIT
1–2x täglich, solange Beschwer-den bestehen

Leinsamen haben einen hohen Anteil an wertvollen Ölen und Schleimstoffen. Die Kompresse lässt sich kühl, temperiert und heiß anwenden. Leinsamen entfalten ihre erweichende Wirkung bei jeder Temperatur. Richten Sie sich bei der Auswahl der Temperatur nach Ihrem Bauchgefühl. Leinsamen werden traditionellerweise für eine äußere Anwendung geköchelt. Um eine adäquate Wirkung zu erreichen, ist dies jedoch nicht nötig. Bei allen Temperaturen wirkt Leinsamen erweichend, schmerzlindernd, zellregenerierend. Kühl aufgelegt bewirkt er eine Abschwellung und Entzündungshemmung, und warm sorgt er für eine Durchblutungsanregung und Muskelentspannung.

Durchführung: 2–3 EL Leinsamen in den passenden Schlauchverband füllen und verknoten, falls Sie einen Socken verwenden, mit einer Schnur gut zubinden. 2–3 Päckchen vorbereiten und in die Schüssel legen, je nach Anwendung mit kaltem, temperiertem oder heißem Wasser übergießen. Zugedeckt 15–20 Minuten quellen lassen, bis sich Schleim an der Oberfläche des Päckchens bildet – je kühler die Temperatur, desto länger dauert das. Päckchen entnehmen und gut ausdrücken. Auf die gewünschte Stelle auflegen, mit einem Außentuch einwickeln. Falls die Anwendung heiß oder temperiert benötigt wird, müssen die nicht verwendeten Päckchen zwischen 2 Wärmflaschen bis zum Austausch warm gehalten werden. Nach dem Entfernen der Kompresse die Haut trocken tupfen, Auflagestelle warm halten, falls notwendig, und vor Zugluft schützen.

Anwenden bei Hautproblemen wie Narben, Schuppenflechte, Ekzemen, Aknehaut, Gerstenkorn, Muskelverspannungen, Schnupfen, Husten, Stirn- und Kieferhöhlenentzündungen, verhärteten oder verkürzten Sehnen/Venen, trockenen Augen, Milchstau.

Nicht anwenden bei offenen Wunden.

Zu beachten: Ich empfehle die Verwendung von ganzen Leinsamen. Der geschrotete Leinsamen hat auf Grund des hohen Fettgehaltes eine geringe Haltbarkeit.

Über die Autorin

Evelin Habicher ist Diplomierte Gesundheits- und Krankenschwester, Wickelfachfrau, Heilpflanzenfachfrau, dreifache Mutter und Großmutter. Sie leitet seit vielen Jahren Fortbildungen für Diplomiertes Krankenpflegepersonal, konzipierte und leitete die Weiterbildung Komplementäre Pflege nach GuKG § 64, hält Seminare für Eltern und Apotheker/-innen und arbeitet in ihrem Beruf als Nachtschwester täglich mit Komplementärer Pflege.

Homepage von Evelin Habicher: www.calendula.at
Homepage des Internationalen Fachgremiums für Wickel und Kompressen: www.wickel.biz

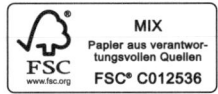

Sämtliche Angaben in diesem Werk erfolgen trotz sorgfältiger Bearbeitung ohne Gewähr. Eine Haftung der Autoren bzw. Herausgeber und des Verlages ist ausgeschlossen.

1. Auflage © 2018 Servus bei Benevento Publishing, eine Marke der Red Bull Media House GmbH, Wals bei Salzburg · Alle Rechte vorbehalten, insbesondere das des öffentlichen Vortrags, der Übertragung durch Rundfunk und Fernsehen sowie der Übersetzung, auch einzelner Teile. Kein Teil des Werkes darf in irgendeiner Form (durch Fotografie, Mikrofilm oder andere Verfahren) ohne schriftliche Genehmigung des Verlages reproduziert oder unter Verwendung elektronischer Systeme verarbeitet, vervielfältigt oder verbreitet werden. · Gesetzt aus der der Hoefler Text und The Sans. · Medieninhaber, Verleger und Herausgeber: Red Bull Media House GmbH, Oberst-Lepperdinger-Straße 11–15, 5071 Wals bei Salzburg, Österreich · Satz: graficde'sign. pürstinger, Alex Stieg · Fotos: Michaela Gabler, außer S. 30, 57: Michael Reidinger

Printed in Europe
ISBN 978-3-7104-0166-4